AF315169

Lunéville, Imprimerie de Majorelle.

BIBLIOTHÈQUE IMPÉRIALE

DÉPÔT LÉGAL
Meurthe
N° 95.
1865

DE

LA STOMATITE

GANGRÉNEUSE

PAR

M. PUTEGNAT (de Lunéville)

Docteur en médecine et en chirurgie de la Faculté de Paris ;
ancien Chef de clinique médicale ;
Membre honoraire de la Société des sciences médicales de Bruxelles ;
Correspondant de l'Académie impériale de médecine de Paris,
de l'Académie de médecine et de chirurgie de Turin,
de l'Académie de médecine de Belgique,
de la Société impériale de chirurgie de Paris,
des Sociétés de médecine de Bordeaux, Bruges, Caen, Dijon,
Dresde, Gand, Lyon, Metz, Paris, Strasbourg, Toulouse,
de l'Académie des Sciences et lettres de Nancy ;
Lauréat dans cinq concours.

Ce n'est que le plus petit nombre de maladies qui se présentent avec des signes auxquels on peut reconnaître que c'est telle maladie et non telle autre. (ZIMMERMANN, Traité de l'Expérience, livre III, chapitre IV.)

PARIS

ADRIEN DELAHAYE, LIBRAIRE-ÉDITEUR

PLACE DE L'ÉCOLE-DE-MÉDECINE

1865

DE LA

STOMATITE GANGRÉNEUSE

> Ce n'est que le plus petit nombre de maladies qui se présentent avec des signes auxquels on peut reconnaître que c'est telle maladie et non telle autre. (ZIMMERMANN, Traité de l'Expérience, livre III, chapitre IV).

La Stomatite, dont je vais parler, mérite l'attention des praticiens, non à cause de sa rareté ; mais par l'obscurité de son étiologie, par sa gravité extrême et par l'insuccès des moyens hygiéniques et thérapeutiques dirigés contre elle.

Je vais commencer ce travail par la relation du fait qui en constitue la base.

OBS. I. — TH. (Laurent), âgé de 41 ans, appartenant à une famille nombreuse, dont tous les membres jouissent d'une belle santé, est robuste, d'une taille moyenne et d'un tempérament sanguin. Ses cheveux sont d'un châtain foncé et son teint est vermeil. Il ne se souvient que de deux maladies, et pour les quelles je lui ai donné des soins : une simple fièvre tierce, qui remonte à dix ans et une fièvre typhoïde (forme ataxo-adynamique), dont il a été atteint, il y a huit années.

Son logement, bien aéré et éclairé, non encombré, sec, grand et propre, regarde l'ouest sur un vaste jardin, aboutissant à la campagne.

Th., dont l'intérieur est heureux, jouit d'une certaine aisance; il est un des bons jardiniers de Lunéville; il travaille beaucoup, se nourrit convenablement et ne commet des excès que très-rarement.

Le 9 mars 1862, appelé auprès de lui, je recueille les renseignements que voici :

Depuis deux mois environ, Th. a un fort rhume, avec très-peu d'expectoration, et qui, la veille, est devenu, subitement et sans cause appréciable, assez intense. Le pouls est plein et fréquent; la peau est chaude et le visage un peu vultueux. Il y a de la douleur, à l'épigastre, s'aggravant par la pression. Sa langue, sèche, est rouge à la pointe et sur les bords, qui sont un peu épaissis et relevés. Le malade accuse des frissons, de la céphalalgie, un léger mal de gorge et une toux fréquente et pénible, suivie de l'expectoration, difficile, de crachats glaireux et filants, contenant quelques stries sanguinolentes. La percussion du thorax n'indique rien de maladif; mais l'auscultation fait percevoir quelques bulles d'un râle sous-crépitant.

Diagnostic. — Grippe, bronchite capillaire commençante, légère irritation gastrique.

Traitement. — Repos au lit, diète, 5 à 6 sangsues et cataplasmes émollients sur l'épigastre, lavements d'eau de guimauve, pédiluves sinapisés, tisane, tiède, de fleurs de coquelicot et de bourrache.

Le lendemain, les frissons et la fièvre ont cédé; la

courbature générale, la céphalalgie, le mal de gorge, la douleur épigastrique et l'oppression ont disparu : le malade ayant eu des sueurs copieuses et faciles. L'expectoration, diminuée, ne contient plus de stries de sang. La langue, qui est sale, l'empâtement et l'amertume de la bouche indiquent la nécessité d'un purgatif. Je conseille 35 grammes d'huile de ricin.

Le 11, au matin, l'huile n'ayant produit aucune évacuation, je prescris une bouteille d'eau de Sedlitz à 40 grammes, et, pour le soir, un lavement.

Ce purgatif amène quatre selles abondantes, demi-liquides et d'une grande puanteur.

Le 12, faiblesse générale assez grande, point d'appétit, ni de fièvre, ni de mal de gorge, ni de céphalalgie ; la toux est beaucoup diminuée et le râle sous-crépitant disparu ; l'expectoration muqueuse est rare et facile ; le ventre me paraît un peu ballonné. Je recommande un lavement, un peu de vin généreux, de bons potages et je quitte le patient en lui annonçant que ma visite ne lui est plus nécessaire.

Le 15, Th. me fait appeler, de nouveau, et me présente les symptômes suivants : teint chloro-anémique ; yeux cernés, abattus et un peu enfoncés ; tuméfaction dure de la joue droite, surtout dans ses parties postérieure et supérieure ; prostration et insomnie ; pouls, faible et régulier, donnant 110 pulsations à la minute ; haleine fétide ; tuméfaction bleuâtre de la gencive supérieure externe et droite, présentant trois petites plaques noires, sur le bord dentaire.

La muqueuse des joues, pas plus à droite qu'à gauche, celle du pharynx, du voile et de ses piliers, celle de la voûte palatine, celle des lèvres n'offrent aucune modification dans leur aspect et dans leur consistance.

Traitement. — Fumigations chlorurées dans la chambre, dont une fenêtre sera maintenue entr'ouverte jour et nuit ; potages, viandes de bœuf et de mouton hachées ; légumes frais de la saison (chicorée, oseille, choux-fleurs, etc.), accommodés au jus de viande ; vin de Bordeaux, et, avant chaque repas, une cuillerée ordinaire de vin blanc de quinquina ; tisane de camomille romaine, contenant, par litre, cinq grammes de chlorate de potasse ; fréquents gargarismes, faits avec une décoction d'orge, miellée, contenant dissous, par litre, dix grammes de chlorate de potasse et cinq cuillerées d'eau-de-vie.

Jusqu'au 20, il n'y a rien de bien important à noter, si ce n'est que la tuméfaction de la joue, non chaude et sans changement de couleur de la peau et de la muqueuse, s'est accrue en étendue ; que la salivation, fétide, est devenue très-abondante ; que la tuméfaction gingivale, toujours exactement limitée aux mêmes parties et s'arrêtant entre les deux incisives médianes, présente de nouvelles petites escarres sur le bord dentaire.

Le soir de ce jour, les premières plaques gangrénées tombent en détritus et par parcelles fétides, et laissent voir des ulcérations, assez profondes, irrégulières, noirâtres et sanieuses. La salive que le malade bave continuellement, est grisâtre, sanieuse, horriblement fétide. Les dents, un peu noirâtres, sont solides. La portion droite de la voûte palatine et du voile du palais et le pilier antérieur droit sont tuméfiés et d'une teinte violacée. Dans le pharynx et les autres parties de

la cavité buccale la muqueuse n'offre rien de particulier.
Le pouls, petit et régulier, donne 120 pulsations à la
minute; la peau est brûlante et sèche; le facies est un
peu altéré. Le malade, courageux, ne se plaint que de
la faiblesse et de la salivation.

Même traitement hygiénique; même nourriture, à
laquelle j'ajoute du raifort haché, et, après deux repas,
ce qui fait grand plaisir à Th., une petite salade,
composée de cresson, chicorée et laitue. Je fais mettre
du sirop antiscorbutique dans la tisane. Le gargarisme
devra contenir tantôt du chlorate de potasse, à la dose
indiquée, tantôt du chlorure de soude liquide. Le patient reçoit l'ordre de tenir, dans sa bouche, dans
l'intervalle des gargarismes, un morceau de citron.
Toutes les parties malades de la gencive sont touchées,
quatre fois dans la journée, avec un mélange de deux
parties d'acide chlorhydrique et une partie de miel
rosat; tous les autres endroits malades de la bouche
sont barbouillés, quatre fois dans la journée, avec de
la teinture alcoolique d'iode.

Le 21, pas de changement sensible dans l'état général et localement. Même traitement.

Le 22, teint plus anémique et un peu jaunâtre,
ressemblant à celui causé, soit par l'intoxication saturnine, soit par la résorption purulente; muqueuse palpébrale chlorotique; tuméfaction de la joue plus saillante
en dehors et en dedans et dure dans sa partie inférieure,
toujours sans changement de couleur de la peau et sans
modification apparente de la muqueuse; à droite la
gencive supérieure et externe ne présente point de
nouvelles plaques gangrénées. La gencive inférieure,
externe, à partir du milieu de l'interstice des deux

incisives médianes, est tuméfiée et noirâtre, jusqu'au fond où l'on voit une escarre. La tuméfaction de la moitié droite de la voûte palatine, du voile du palais et du pilier antérieur correspondant est entièrement disparue, ainsi que la couleur violacée. Point d'escarres, ni de plaques diphthéritiques sur la muqueuse de la joue. Toute la muqueuse des autres parties de la bouche, du pharynx, est d'une pâleur extrême, laquelle contraste avec la couleur violacée des gencives supérieures et inférieures droites. La muqueuse labiale devient violacée et la lèvre inférieure se tuméfie.

Même traitement.

Les 23, 24 et 25, l'état général reste le même ; des plaques gangrénées se forment, d'autres tombent en détritus et en lambeaux, horriblement fétides. Salivation toujours abondante et des mêmes nature et odeur. La maladie reste exactement limitée, en bas et en haut, à la moitié droite et externe des gencives.

Le 26, large escarre de la gencive interne, au niveau des quatre dernières dents molaires supérieures ; petite plaque gangrénée, noire et sèche, à la commissure labiale droite et une sur le milieu du rebord de la lèvre inférieure, dont la tuméfaction est aggravée.

A gauche, douleur dans la gorge, qui rend la déglution très-pénible et que rien de saisissable n'explique. Je découvre quelques taches de purpura sur les faces antérieure et latérales du cou. Pouls, faible, fréquent et régulier ; yeux langoureux ; facies pâle, jaunâtre, un peu amaigri. Le moral est toujours bon.

Le malade demande une autre tisane, je conseille une limonade citrique, édulcorée avec du sirop de quinquina, ou une infusion de houblon, dans laquelle on mettra du sirop de gentiane. A chaque repas, au nombre de quatre, Th. prend du vin de Bordeaux et cinq centigrammes de fer réduit; dans le courant de la journée il fait usage d'une potion de 150 grammes, contenant 30 gouttes de la solution de perchlorure de fer à 30 degrés. La déglutition étant plus difficile et douloureuse, je conseille des potages épais, des viandes hachées et trois petits lavements de décoction de bœuf, contenant, chacun, une cuillerée de vin. Je cautérise, le matin, le soir et à midi, toutes les plaques gangrénées et les ulcères, avec du perchlorure de fer et les fais barbouiller, dans les intervalles, avec de la teinture alcoolique d'iode, rendue soluble par l'addition de l'iodure de potassium.

Les 27 et 28, l'état général restant le même et de nouvelles escarres ne s'étant point montrées, je ne change rien au traitement général et aux applications locales.

Le 29, pouls à 126, faible et régulier; respiration accélérée; toux fréquente et sèche, et, cependant, la percussion et l'auscultation, les plus attentives, ne dévoilent rien de maladif dans le système respiratoire. Peau chaude, sueurs faciles et copieuses, point de sudamina, les extrémités tendent à se refroidir et à devenir violacées. Je trouve plusieurs glandes engorgées à droite, sur le cou et au-dessous de la mâchoire; je vois, en outre, de nouvelles taches de purpura sur le cou, le devant de la poitrine, les bras et spécialement à droite. La lèvre inférieure, énorme, bleuâtre, offre une nouvelle escarre, sur son bord libre. La plaque gangrénée de la commissure labiale droite est remplacée par une ulcération grisâtre, sanieuse et fétide. Je trouve une énorme tuméfaction de toute la gencive supérieure et interne droite. Le mal de gorge est toujours violent et inexplicable. L'haleine et la salive sont les mêmes.

A ma recommandation, le patient continue à ne point avaler de salive et a grand soin de nettoyer sa bouche, avec du gargarisme chloruré, avant de prendre de la boisson, de la nourriture et de la potion, et il tient dans sa bouche soit du cresson frais haché, soit du citron. Ce jour, TH. qui, depuis le commencement de sa maladie, n'a joui que de quelques instants de sommeil, encore très-troublé par des rêves effrayants, se plaint d'un malaise général et indéfinissable.

Je ne change rien au traitement.

Le 30, la tuméfaction de la joue est diminuée de beaucoup, celle de la lèvre inférieure, qui présente une vaste ulcération, réunion de trois, est la même. La lèvre supérieure, un peu violacée, est enflée. L'état des gencives n'a pas sensiblement changé; mais l'affection spéciale semble gagner les gencives gauches. Le mal de gorge est moins violent et la déglutition moins pénible. Le pouls, qui donne 130 pulsations, a encore faibli. Le patient a rendu trois selles abondantes, liquides et très-fétides, renfermant beaucoup de sang noir. Rien de nouveau dans les voies respiratoires. Pas de nouvelles taches de purpura. Le malade, docile et courageux a toujours bon espoir.

Le 31, je vois des escarres sur les gencives gauches supérieure et inférieure. Le pharynx, les amygdales, le voile du palais et ses piliers, la voûte palatine et la la langue ne présentent rien de nouveau; les évacuations alvines contiennent encore du sang ; de nouvelles taches de purpura sont apparues ; le cou est très-tuméfié à droite et peu à gauche; dégoût pour les aliments; pouls à 130, toujours égal et régulier; respiration à 25.

Traitement. — Nouvelles cautérisations avec le perchlorure de fer et badigeonnage avec de la teinture alcoolique d'iode; potion de 150 grammes, contenant un gramme d'acétate d'ammoniaque, trois grammes d'extrait mou de quinquina et cinquante grammes de sirop d'écorces d'oranges amères; la tisane est remplacée par de la bière de Strasbourg. Gargarismes iodés et chlorurés, alternativement; frictions sur les membres froids et violacés, avec de la flanelle imbibée de vinaigre chaud. Même alimentation par la bouche et par le rectum; mêmes soins hygiéniques.

Le 1er avril, facies plus décomposé, tête penchée à gauche et en avant, grande faiblesse, les selles, au nombre de quatre, ne contiennent plus de sang, pouls à 130, toujours régulier, 34 inspirations à la minute, toux fréquente et fatiguante. Escarre, noire et sèche à l'extrémité externe de la paupière inférieure gauche, laquelle est fortement tuméfiée; trois nouvelles petites escarres sur la lèvre inférieure, vers le menton. Toutes les gencives supérieures et inférieures, internes et externes, à droite et à gauche, sont putrilagineuses, horriblement fétides et fournissent une sanie noirâtre et des lambeaux gangrénés. Même état du cou. Les taches de purpura sont très-nombreuses sur le tronc. La percussion donne une submatité, en arrière et en bas du poumon droit. Là on entend du râle sous-crépitant et du râle muqueux.

Même traitement, et, en plus, deux sinapismes aux cuisses.

Le soir, l'état général s'est aggravé, il y a du râle

muqueux dans le poumon gauche. Deux autres sinapismes.

Deux avril, au matin. La nuit n'a pas été très-mau-
vaise. Le patient témoigne un peu de gaieté.

Malgré ce mieux, je reconnais une aggravation dans
l'état général, par l'inégalité du pouls, par le refroidis-
sement des extrémités et par le dégoût insurmontable
pour la nourriture et pour le traitement.

Trois avril, conjonctives jaunâtres; facies très-pro-
fondément altéré; yeux abattus, enfoncés et cerclés de
noirs; la paupière inférieure gauche présente une plaie
sanieuse et fétide; voix cassée; tête très-penchée en
avant; haleine froide; la joue, les lèvres et les paupières sont dégonflées; nouvelles taches de purpura; toux
fréquente et grasse; pouls inégal, à 150; respiration à
36; peau froide et violacée; souffle bronchique, bron-
chophonie et matité, en arrière et en bas dans les deux
poumons. Toute la muqueuse du palais est gangrénée,
on voit des portions des arcades dentaires noires; les
dents sont noires, déchaussées, mais solides. Subit
amaigrissement général.

Th. a conscience de sa fin prochaine, fait appeler
son notaire, auquel il dicte, sans la moindre hésitation,
ses dernières volontés.

Le soir, à six heures, pouls insensible aux poignets,
facies horrible, cinquante inspirations à la minute;
intelligence intacte. Th., de sa main glacée, serre
affectueusement la mienne, me remercie et me fait ses
adieux.

A dix heures, il meurt subitement, au moment où il
recommande à sa famille, sa digne épouse et ses deux
enfants.

Plusieurs de mes collègues ont visité Tʜ., se rendant ainsi à l'invitation, que je leur ai adressée, dans l'intérêt du malade et dans celui de la science.

Ce fait, rapporté dans tous ses détails, me paraît digne de l'attention des praticiens, non par sa rareté eu égard à l'âge du sujet, car des observations de M.M. Strohl, Bretonneau, Isnard, Bœkel, Gintrac, de Lavacherie, Godelier, etc., prouvent que A. Boot, en 1649, a commis une erreur en regardant la gangrène de la bouche comme maladie propre à l'enfance ; mais sous les points de vue du diagnostic, de la marche, de l'étiologie, des complications et du traitement.

Telle est la considération qui m'engage à écrire les réflexions suivantes :

Et d'abord, quelle affection ai-je eu à traiter? quelle est sa nature? quelle est son étiologie?

La solution de ces questions, pas facile, mais importante, nécessite que nous entrions dans quelques détails, cliniques et bibliographiques.

Si la stomatite mercurielle, point ou mal traitée, peut, dans quelques cas rares, entraîner la gangrène des gencives, comme l'ont observé Moore, Wortignon, Jakson, Hueter, Dieffenbach, etc.; nous pouvons affirmer que Tʜ., qui n'a jamais eu d'accident vénérien, ne subissait point un traitement antisyphilitique et qu'il n'était point exposé à des émanations mercurielles, au moment où il est tombé malade.

Dans la stomatite mercurielle, l'affection ne reste point longtemps bornée exactement à une moitié de la mâchoire supérieure; la langue, tuméfiée et ulcérée, montre l'impression des dents, plus ou moins ébranlées dès le début. Ses ulcérations sont superficielles et blanchâtres, elles exalent une odeur fétide, il est vrai, mais *sui generis,* et autre que celle que fournissait la bouche de Tʜ.; de plus, la stomatite mercurielle n'entraîne point l'affection pulmonaire, les épanchements sanguins dans le tissu cellulaire sous-cutané, ni les selles sanguinolentes, ni, enfin, l'ensemble des symptômes adynamiques qu'a présenté notre malade.

Si, dans la simple stomatite, on rencontre quelquefois des ulcérations, celles-ci, superficielles, ne mettent point à découvert les os, elles ne sont ni sanieuses, ni noirâtres et ne fournissent pas de grands lambeaux noirâtres et de la même odeur, quoique repoussante, que celle que l'on rencontre dans la gangrène. Cette stomatite, parfois douloureuse, produisant une énorme tuméfaction des gencives, peut offrir une légère couenne blanchâtre et ne cause pas l'engorgement œdémateux de la joue, les taches de purpura, les selles sanguinolentes. Elle produit, il est vrai de la fièvre, mais pas la réaction générale, *sui generis,* qu'a présentée Tʜ. Si elle entraîne la gangrène, ce n'est qu'accidentellement et superficiellement, comme j'ai eu l'occasion de le voir sur une jeune femme, mariée depuis 15 jours, appartenant à une nombreuse famille, saine, mais habitant une tuilerie, située au bord de la Meurthe. Chez cette femme, blonde, d'une forte constitution, je n'ai pu trouver d'autres causes de la gingivite, que l'excès de travail, une nourriture point assez réparatrice et l'humidité de l'habitation. La maladie a cédé à une petite émission sanguine locale, à des gargarismes et des cataplasmes émollients, puis au chlorate de potasse, employé *intùs* et *extrà,* et à la teinture alcoolique d'iode, appliquée sur les parties malades. Ordinairement cette gingivite reconnaît pour cause première ou générale, une constitution détériorée, par une habitation humide, par l'excès de travail et par un régime alimentaire, non assez substantiel; et, pour cause accidentelle ou locale, soit le rhumatisme, soit la carie dentaire, soit la présence d'une grande quantité de tartre, d'abord effet lui-même.

Il est impossible de confondre la stomatite gangréneuse de TH. avec la gingivite spéciale et propre aux tailleurs de cristaux, découverte à Baccarat, et décrite par le docteur Putegnat (1). Celle-ci rend l'haleine fade et nauséabonde, produit une sécrétion acide qui détruit l'émail et cause la brisure des dents. Elle commence et est toujours plus grave à la mâchoire supérieure, seul point de ressemblance avec la maladie de TH. Les gencives, non douloureuses, point ulcérées, mais ramollies, sont tuméfiées sur le bord dentaire, qui forme un bourrelet en festons, que l'on ne peut confondre avec le liséré bleuâtre de l'intoxication saturnine et avec la bandelette nacrée, qui, suivant MM. Ranque, Négrier et Michel Lévy, est un signe certain de l'arrivée de l'ataxie dans la pneumonie (2).

Les heureuses conditions hygiéniques, au milieu desquelles vivait TH.; le début, la marche, les symptômes généraux et locaux et les complications de cette stomatite gangréneuse ne permettent pas de confondre cette affection, comme l'ont fait Reimann (3) et M. Bar-

(1) Voir le tome XXX, en 1860, du Journal de la Société des sciences médicales et naturelles de Bruxelles.

(2) Putegnat, Considérations cliniques sur le diagnostic de la pneumonie ataxique, dans le tome XII, année 1851, du Journal de la Société des sciences médicales et naturelles de Bruxelles.

(3) De nomate, cum historia memorabili, 1824.

rier (1), avec la pourriture d'hôpital, qui fournit un ichor d'une odeur autre que celle donnée par l'ulcération gangréneuse; qui cause de vives douleurs, et qui présente, parfois, adhérentes au fond des ulcérations, des exsudations grisâtres, pultacées et comme caséeuses.

La stomatite de TH. était-elle une diphthérite?

Pour résoudre ce point de diagnostic, nous allons entrer dans de longs détails cliniques.

Bien qu'ayant vu et traité de nombreuses diphthérités localisées (palpébrale, nasale, buccale, pharyngée, laryngée, bronchique et cutanée) et même beaucoup de diphthérites malignes, comme les appelle M. Trousseau et comme, avant lui, les ont nommées Séverin (2), Huxam (3), Sauvages (4) et Renaudin (5), nous avons relu les auteurs suivants : Van-Swiéten (6), Pringle (7), Berthe, Capdeville, Lapeyronie (8), Bretonneau (9), Boyer (10), Monneret et de la Berge (11), Taupin (12), Guersent et Blache (13), Fabre (14), J. Tourdes, de

(1) Traité des maladies de l'enfance, 1845.

(2) De pœdanchone malignâ, etc. Neap., 1661.

(3) Dissertation sur les maux de gorge gangréneux, édition de l'Encyclopédie des sciences médicales.

(4) Nosologie, 1771, t. I, p. 660.

(5) Dictionnaire des sciences médicales, t. II, p. 130.

(6) Commentaria in H. Bœrhaave, aph. 423 à 432, t. I, p. 750 à 762, édit. de 1744.

(7) Maladies des armées.

(8) Sur la gangrène scorbutique, p. 318 à 328, du t. III, édit. de 1837, des Mémoires de l'Académie royale de chirurgic.

(9) Traité de la diphthérite, Paris, 1826.

(10) Traité des maladies chirurgicales, Paris, 1831, t. VI, p. 385.

(11) Compendium de médecine pratique, t. I, p. 134.

(12) Journal des connaissances médico-chirurgicales, 1839, t. VI, p. 137.

(13) Répertoire des sciences médicales, t. XXVIII, p. 580 à 603.

(14) Bibliothèque du médecin praticien, Paris, 1847, t. V, p. 540 à 552.

Strasbourg (1), Bergeron (2), M. Trousseau (3),
Godelier (4).

Si l'on consulte les observations d'Arnold Bott (5),
la plupart de celles de Van-Swiéten, la description
donnée par Huxam (6), celle faite par Jackson (7), la
première espèce de gangrène de la bouche, tracée par
Richter; la description faite par M. Barrier (8), plusieurs observations de M. Taupin, et si l'on s'en rapporte à l'opinion de MM. Desruelles (9), Deslandes,
Bricheteau, Guersent (10), et à celle de M. Trousseau,
appuyée sur le traité de la diphthérite de Bretonneau,
si l'on a égard à ces paroles de M. Andral : « Les ulcérations par escarres des membranes muqueuses sont
beaucoup plus rares qu'on ne l'avait longtemps pensé;
on a pris souvent pour telles, soit des pseudo-membra-
nes grises et fétides qui se détachaient sans que la
muqueuse fût lésée dans sa continuité; soit etc. » (11),
et si l'on tient compte de l'engorgement des ganglions
sous-maxillaires et cervicaux qu'a présenté mon malade
(engorgement que suivant Fabre (12), l'on ne rencontre
que très-rarement dans la stomatite gangréneuse) ; si,
dis-je, l'on a égard à toutes ces considérations, il faut
admettre que la stomatite gangréneuse de Th. n'était

(1) Du noma ou spacèle de la bouche, chez les enfants, Strasbourg, 1848.
Je dois la possession de cette excellente thèse à M. le professeur Tourdes.
(2) Stomatite ulcéreuse chez les soldats, Paris, 1859.
(3) Clinique médicale de l'Hôtel-Dieu de Paris, t. II, p. 358 à 450.
(4) Gazette des hôpitaux, 1861, p. 437.
(5) Obs. medic. de affectibus omissis, caput X.
(6) L. c., p. 452.
(7) Journal général de médecine, 1808, t. CII, p. 391.
(8) L. c., t. II, p. 41.
(9) Traité théorique et pratique du croup, 2ᵉ édit., Paris, 1824.
(10) L. c., p. 126.
(11) Précis d'anatomie pathologique, t. I, p. 192.
(12) L. c., p. 543.

qu'une diphthérite ou une stomatite pseudo-membraneuse maligne.

En étudiant, avec soin, les principaux phénomènes qu'a offerts Th., l'on ne peut accepter cette conclusion.

Bien que la plupart des observateurs ne parlent pas de l'engorgement des ganglions cervicaux et sous-maxillaires dans la stomatite gangréneuse, comme nous l'avons dit ci-dessus ; bien que pour quelques uns (1) la présence de ce symptôme soit un des caractères de la stomatite pseudo-membraneuse et non de la gangrène buccale, nous ne pouvons admettre cet engorgement, chez Th. comme un signe de diphthérite. En effet, nous savons que Constant (2), MM. Bœkel (3), Guersent et Blache (4), ont vu ce gonflement ganglionnaire dans la stomatite gangréneuse ; nous savons que M. Taupin l'a rencontré quatre fois sur trente-six malades, que les auteurs du Compendium de médecine le signalent et que M. Trousseau l'indique dans son observation (5).

La stomatite gangréneuse, pouvant causer l'engorgement ganglionnaire du côté où elle a lieu ; cet engorgement ne prouve donc point la nature diphthéritique de la stomatite de Th.

Sur notre malade, l'affection s'est d'abord montrée locale ; la joue droite et les gencives, d'abord supérieure, puis inférieure, et rien que dans leur moitié droite et externe, sont devenues tuméfiées, sans douleur, ont pris une teinte violacée, puis noirâtre, enfin

(1) Fabre, l. c., p. 542 ; J. Tourdes, l. c., p. 45.
(2) Gazette médicale de Paris, 1834, p. 102, et Bulletin général de thérapeutique, t. VII.
(3) Archives médicales de Strasbourg, 1835, t. I, p. 90.
(4) L. c., p. 583.
(5) Clinique médicale, t. II, p. 449.

ont présenté des plaques noires, qui sont tombées en détritus sanieux et par lambeaux gangrénés, horriblement fétides, laissant des ulcérations profondes, putrilagineuses, à bords frangés.

Dans la diphthérite, la tuméfaction est douloureuse; d'abord rouge, elle ne tarde pas à présenter, sous son épithélium qui se détruit bientôt, des plaques, d'un blanc grisâtre, lesquelles peuvent, en se transformant en détritus putrilagineux, offrir l'apparence d'escarres, sans être, cependant, des escarres, comme le prétend M. Taupin, qui admet, à tort l'identité de l'escarre avec la fausse membrane.

Dans la diphthérite, la plaque tombée, la muqueuse se présente rougeâtre et quelquefois ulcérée superficiellement; chez Th., les plaques noirâtres tombées, on voyait des ulcérations sanieuses, horriblement fétides, qui avaient détruit la muqueuse et les tissus sous-jacents jusqu'à l'os.

Dans la diphthérite maligne, la plaque se renouvelle plusieurs fois; Th. n'a point offert ce phénomène : j'ai vu des escarres noires, existant par elles-mêmes et non résultat de fausses membranes, ce qui d'ailleurs n'arrive qu'une seule fois sur cent d'après un relevé fait par M. J. Tourdes. Mon expérience personnelle vient à l'appui de l'assertion du médecin de Strasbourg; en en effet, dans les diphthérites que j'ai observées et traitées, je n'ai jamais vu la gangrène succéder à une fausse membrane, et toujours j'ai vu celle-ci tomber par plaques ou par parcelles putrilagineuses et sans avoir été plusieurs jours très-exactement limitée à un seul côté de la mâchoire, sans causer des escarres sur la figure, des ecchymoses dans le tissu cutané, des selles sanguinolentes et, en un mot, l'ensemble de symptômes qu'a présenté Tʜ.

Nous remarquons encore que M. Guersent a été forcé de reconnaître que, dans ses observations, l'affection gangréneuse, ou noma, se rattachait à une maladie, plus ou moins grave, des organes de la respiration ou de la digestion qui se présentait sous la forme typhoïde.

Remarquons aussi ces considérations, indiquées par presque tous les observateurs et que j'emprunte à Renauldin (1) : ce sont principalement les enfants, les femmes, les tempéraments mous et lymphatiques, les individus affaiblis par des excès ou des maladies de longue durée qui paraissent disposés à contracter ce mal (circonstances que j'ai rencontrées avec la misère, la malpropreté et l'encombrement, en voyant à Niederbronn, avec M. le docteur Kuhn père, un enfant, dont l'os maxillaire inférieur, noir dans sa partie médiane externe, était à nu par suite de la chute d'une escarre de noma); tandis que les adultes, les hommes vigoureux, les tempéraments sanguins (conditions que nous a présentées, cependant, Tʜ.), y échappent communément.

L'observation attentive de l'apparition, du développement et de la marche des escarres sur les lèvres, le palais et la paupière de Tʜ., m'a convaincu que ces plaques n'ont point été précédées de fausses membranes.

Il résulte clairement des détails cliniques et bibliographiques, dans lesquels nous venons d'entrer, que la maladie de Tʜ. n'était point une simple diphthérite, ni une diphthérite maligne.

(1) L. c., p. 132.

Cette gangrène n'était point produite par l'usage du seigle ergoté, telle que l'a si bien décrite Gama (1).

Elle n'a point été non plus le résultat d'un diabète sucré, comme l'a démontré l'analyse de l'urine.

Cette gangrène était-elle donc un cancer aqueux métastatique (noma métastatique de Richter)? Non car Tʜ., qui venait de subir seulement une légère grippe, n'était point sous l'influence d'une grande débilité, telle celle produite par la dysenterie ou par le typhus (2), par une fièvre éruptive (comme la variole, la rougeole, la scarlatine, la miliaire, etc.), ayant avorté ou mal parcouru ses périodes, par une fièvre typhoïde, ainsi que le disent MM. de Lavacherie, Wœber (de Mulhouse), Rusch, Hueter, Rilliet et Barthez.

Nous dirons que dans les épidémies et les nombreux cas sporadiques de variole, de rougeole, de scarlatine et de miliaire, que nous avons traités, il ne s'est point rencontré un seul cas de stomatite gangréneuse.

Nous dirons encore que, dans les épidémies, grandes et petites, de fièvre typhoïde et dans les très-nombreux cas sporadiques de cette affection que nous avons traités, nous n'avons rencontré des plaques gangrénées qu'au niveau des trochanters, aux talons, aux coudes, à la nuque et principalement au sacrum, où le professeur Piorry les a comparées à la pustule maligne, bien à tort comme l'a prouvé le docteur Putegnat, (3); nous dirons encore que si, dans quelques cas de ces maladies, nous avons vu simplement la stomatite pultacée, signalée

---

(1) Thèse, p. 13.

(2) Kerauden, Archives, etc., 1827, t. XV, p. 458.

(3) Considérations cliniques sur la pustule maligne et le charbon malin, dans le tome XXXI du journal de la Société des sciences médicales et naturelles de Bruxelles, année 1860.

par Stoll et si bien décrite par Huxam (1); que si nous avons rencontré la stomatite couenneuse, jamais, cependant, nous n'avons observé la stomatite gangréneuse.

Je n'ai pu confondre l'affection de Th., avec la stomatite pultacée, que l'on rencontre, si fréquemment, sur le déclin fatal de certaines maladies chroniques, comme l'entérite, la phthisie pulmonaire (2); affection connue d'Hippocrate (3), toujours d'un funeste présage, qui s'aggrave sous l'influence des boissons, des aliments et des gargarismes sucrés et qui donne à l'haleine une odeur, aigre, *sui generis*.

La gangrène buccale de Th. était-elle donc scorbutique; nous voulons dire une stomatite gangréneuse, ayant pour point de départ le scorbut?

Le noma, que l'on sait maintenant, ainsi que nous l'avons déjà dit, n'être point spécial à l'enfance, a été décrit par beaucoup d'observateurs, sous le nom de gangrène scorbutique de la bouche. Henke et Jœrg, etc., considèrent le noma comme le haut degré du scorbut; Dzondi, Hildenbrand, Berthe, Capdeville, Poupart, Saviart, Boyer, Fischer, Rust, Hébréard, Richter et MM. Guersent et Blache, admettent que le scorbut peut causer la gangrène de la bouche. J. Tourdes est de cet avis (4), après avoir écrit quelques pages plus haut : « Le scorbut qui joue un si grand rôle, dans les écrits des anciens, comme cause du noma, ne paraît que deux

---

(1) Essai sur les fièvres, p. 137.

(2) Putegnat. Pathologie interne du système respiratoire, 2ᵉ édition, t. II, p. 185.

(3) Des maladies, livre II, chapitre XVII.

(4) L. c., p. 57.

fois dans notre relevé, il est donc de toute évidence qu'on a exagéré l'influence de cette affection (1).

Nous ajouterons que Meza sépare le noma du scorbut, que la plupart des auteurs modernes, tels que Canstat d'Erlangen, Baron, Isnard, etc., disent n'avoir jamais vu la stomatite gangréneuse succéder au scorbut ; nous dirons encore que les médecins qui ont écrit sur le scorbut (Lind, Fodéré, Rochoux, etc.), ne parlent de la gangrène de la bouche que comme une conséquence incidente (2). Cependant, dans l'intérêt de la science, nous devons reconnaître que le docteur Haspel a publié plusieurs observations de scorbut qui ont beaucoup de points de ressemblance avec la maladie de Th. Voici comment s'exprime ce médecin (3) : « Le scorbut a
» quelquefois donné lieu à la gangrène de la bouche ;
» alors explosion de mouvements fébriles, sécheresse
» de la langue, lypothymies, symptômes adynamiques,
» haleine fétide, alvéoles dénudés ; les téguments de la
» joue correspondant aux gencives se tuméfient et ac-
» quièrent la dureté d'un os ; la joue devient très-dou-
» loureuse, l'intérieur de la bouche s'ulcère. Cette
» complication fait autant de victimes qu'elle attaque
» d'individus. »

Deux accidents, il est vrai, de la maladie de Th. : les selles sanguinolentes et les taches hémorrhagiques de la peau, tendent à faire penser au scorbut comme cause première. Mais si l'on réfléchit au début, à la forme et à la marche aiguë (symptôme différentiel sur lequel Baron a beaucoup insisté) ; si l'on réfléchit aux

(1) L. c , p. 36.
(2) Voir la thèse de M. J. Tourdes.
(3) Maladie de l'armée d'Orient, dans le n° du 7 juillet 1855 de la Gazette médicale de Paris.

antécédents, à la constitution de Th., aux excellentes conditions hygiéniques (sous les points de vue du travail, du genre de vie, de la nourriture, du logement, de la propreté et de l'air respiré), dans lesquelles vivait Th., il est de toute impossibilité d'admettre le scorbut comme cause première du sphacèle de la bouche de cet homme.

Les ecchymoses de la peau et les selles sanguinolentes peuvent être des symptômes de purpura; et, cependant, ce n'est point à un purpura aigu que nous avons eu affaire. En effet, la terminaison fatale de cette affection générale est excessivement rare, je ne l'ai point encore vue. Le docteur Hall (1) est le seul auteur qui en rapporte un exemple, et quand elle a lieu elle est la conséquence des hémorrhagies (2).

Voici qu'elle est l'explication que M. Godelier donne du fait qu'il a vu (3).

« Tous les faits, dans lesquels la mort, précédée
» d'une adynamie rapide, survient sans lésion locale
» explicative, ces anthrax, ces furoncles, ces tumeurs
» charbonneuses (4) que, par la prescience d'un travail
» morbide qui lui échappait, l'antique médecine disait
» malignes; ces cas de scorbut de M. Haspel, terminés
» subitement par des symptômes adynamiques mortels,
» ne sont-ils pas des variétés d'infection putride? »

Pour nous, la stomatite gangréneuse de Th., puisqu'on ne peut saisir ni une cause hygiénique, ni une maladie générale ayant engendré la disposition à cette

(1) Médico-Chirurgical Rewiew, 1839.
(2) Devergie, Traité des maladies de la peau, Paris, 1863, p. 215.
(3) Gazette des hôpitaux, 1861, p. 438.
(4) M. Godelier admet donc le charbon spontané chez l'homme, comme l'ont fait Fournier, Bayle, Ulrich, Wirchow, Gaujot, Putegnat. Voir journal de médecine de Bruxelles, t. XXXI, p. 11 et 125, t. XXXIII, p. 83, etc.

affection ; pour nous, cette maladie s'est développée sporadiquement, comme résultat d'une idiosyncrasie spéciale, conséquence, elle-même, d'une cause inconnue (comme le dit M. Trousseau), ou d'une influence maladive antécédente, en dehors des circonstances épidémiques, attaquant quelquefois les sujets les plus vigoureux en apparence, les attaquant sans cause appréciable et déterminant la mort avec une rapidité variable.

De même donc que M. Gintrac reconnaît pour cause première au noma une altération primitive du sang ; de même il faut admettre cette cause pour la stomatite de Th., puisque nous ne pouvons en reconnaître une autre.

En admettant cette étiologie et cette nature, il reste encore à dire pourquoi la gangrène a atteint, de prime abord, les gencives, sans cause locale appréciable, comme un typhus local, suivant l'expression de Pieper.

La seule explication, que nous puissions donner de ce fait, se trouve dans le Précis d'anatomie pathologique de M. Andral (1). Voici ce que dit cet auteur : « Il » est plus d'un cas où l'ulcération ne saurait être consi- » dérée comme un simple résultat d'une affection locale ; » comme beaucoup d'autres lésions de circulation, de » nutrition ou de sécrétion, elle n'est qu'un des modes » de manifestation d'un état morbide général, dont » l'existence se révèle par des lésions locales les plus » diverses sous le double rapport de leur siége et de » leur nature apparente. »

Lobstein s'explique aussi clairement sur ce sujet, comme le prouve le passage suivant, que nous lui em-

(1) Tome I, p. 193.

pruntons (1) : « C'est le sang qui éprouve le premier
» la fâcheuse influence qui le dénature ; et, c'est par lui
» que la mort commence, pour se communiquer ensuite
» aux solides, avec lesquels ce fluide est en contact. »
A l'appui de cette explication, nous pouvons citer deux
faits extrêmement rares et surtout intéressants.

A deux kilomètres de ma ville, dans une habitation
isolée, au sein d'une famille nombreuse et d'une belle
constitution, j'ai vu périr en trente heures, une fille
de 16 ans, blonde, au tempérament sanguin, ne por-
tant aucune trace de maladie diathésique, atteinte
subitement, et sans cause aucune appréciable, malgré
mes attentives recherches, de très-nombreuses plaques
gangrénées, sur le visage, le cou, le tronc et les
membres.

Le 22 mai 1836, un petit garçon, ayant joui jusqu'a-
lors d'une heureuse santé, me présente les symptômes
suivants : peau brûlante, pouls fréquent, céphalalgie,
langue rouge à la pointe, épigastre douloureux, vomis-
sements, coliques, constipation, dégoût pour les aliments.

Traitement. — Tisane délayante, lavements émollients, cataplasmes de farine de lin sur le ventre, diète.

Le 23, rien de particulier, même traitement.

Le 24, insomnie, délire taciturne, épistaxis, grande
prostration ; vésicatoires aux jambes.

Le 25, aggravation de tous les symptômes, émission
involontaire des urines et des matières fécales, qui sont
très-fétides. Escarre sur le côté gauche du thorax,
longue de neuf centimètres sur deux et demi de largeur.

Traitement. — Boisson acide, bouillon de bœuf,

____

(I) Traité d'anatomie pathologique, Paris, 1829, t. I, p. 291.

vin de quinquina, fumigations chlorurées, poudre de quinquina et de camphre sur l'escarre.

Dans la soirée, la plaque gangrénée a envahi le dos et les lombes, surtout vers la droite; le scrotum est œdémateux; le visage, le cou, le thorax, le ventre et les quatre membres présentent de très-nombreuses petites escarres.

Le 26, toutes les escarres sont augmentées en superficie : la somme de leur surface est équivalente à la moitié de celle du corps. La peau, dans l'intervalle de ces escarres, est violacée et couverte d'une sueur froide; le pouls est d'une fréquence et d'une petitesse extraordinaires; l'haleine est froide et fétide; le palais, la langue, les gencives, les lèvres et les dents sont noirs et fuligineux.

Le malade meurt à dix heures du matin.

A onze heures, je fais son autopsie, en présence de quatre de mes collègues.

Les plaques gangrénées occupent toute l'épaisseur de la peau. Au-dessous d'elles, les muscles, très-rouges, sont gorgés d'un liquide fétide. Les escarres commençantes, sont surmontées d'un épiderme au-dessous duquel est un liquide noirâtre et fétide. Rien du côté des voies respiratoires, si ce n'est une hypérémie générale. Le foie et la rate sont simplement congestionnés. La muqueuse intestinale est boursouflée et hypérémiée, sans ulcérations et ramollissement. Les glandes de Brunner sont nombreuses; il y a quelques plaques de Peyer, mais sans la moindre trace de gangrène. Le cerveau n'est qu'hypérémié.

Ici, comme dans le fait précédent, comme chez TH., comme dans la gangrène de la peau des nouveaux-nés,

signalée par Underwood (dit-on), décrite par Billard (1),
comme dans les deux observations rapportées par M.
Trousseau (2), comme dans celle publiée par M. Godelier (3), la cause première de la maladie reste inconnue.

Nous avons à signaler cet engorgement dur et œdémateux de la joue droite, qui, loin de s'aggraver et
d'être frappé de sphacèle, comme cela a lieu dans le
noma, est allé en diminuant.

L'on sait que cet engorgement qui, d'habitude, a
pour point de départ une portion de la muqueuse,
grisâtre, puis ramollie et ulcérée, ne tarde pas être
frappé d'un sphacèle, qui s'annonce, à l'extérieur, par
une plaque sèche, jaunâtre, laquelle a pu faire croire
à la présence d'une pustule maligne. C'est là une mé-
prise qui ne peut être faite que par des praticiens qui
n'ont point eu l'occasion de voir et de traiter de nombreuses pustules charbonneuses.

Il y a encore une particularité, qui ne doit point être
oubliée : c'est la rougeur et l'engorgement de la moitié
droite de la voûte palatine, du voile du palais, et ceux
du pilier droit antérieur, qui se sont dissipés, comme
le noyau œdémateux, assez bien circonscrit, situé entre
la peau et la muqueuse de la joue.

Nous ferons remarquer que, de prime abord et plusieurs jours de suite, la maladie est restée exactement
bornée à la moitié droite de la mâchoire et que J. Tourdes, d'après un relevé de 41 observations, est arrivé à
admettre que le côté droit est moins souvent atteint du
noma que la gauche, dans une proportion de 14 à 28.

<hr>

(1) Traité des maladies des enfants, Paris, 1828, p. 164.
(2) L. c., p. 448 et 449.
(3) L. c.

Nous ferons encore observer que l'affection est restée bornée à la gencive droite supérieure et externe, puis qu'elle a gagné, du même côté, la gencive supérieure et interne; enfin, et toujours à droite, qu'elle s'est montrée en bas et en dehors et après, en dedans; et que ce n'est que plusieurs jours plus tard qu'elle a frappé le côté gauche de la mâchoire, en suivant la même marche, mais avec une grande promptitude.

Il y a un fait curieux à noter : c'est la joue droite qui est malade; c'est le côté droit des gencives droites qui est le premier atteint; c'est à droite que l'engorgement ganglionnaire paraît en premier lieu et devient plus intense; c'est à droite que la voûte palatine, le voile du palais et un pilier deviennent malades; c'est à droite que les taches de purpura sont plus abondantes; c'est à la commissure droite qu'apparaît la gangrène des lèvres et c'est le poumon droit qui est frappé le premier. Un seul accident n'a pas été soumis à cette règle : c'est le sphacèle de la paupière inférieure gauche.

Th. a offert la coïncidence entre la gangrène de la bouche et l'hépatisation pulmonaire aiguë. Cette coïncidence, signalée par Chambon de Montaux (1), par Constant (2), par Morgen (3), par Taupin (4), par E. Boudet (5), par Rilliet et Barthez (6), par Guersent et Blache (7), par J. Tourdes (8); cette coïncidence, disons-nous, est assez fréquente, puisque, sur un relevé de 63 faits, J. Tourdes l'a rencontrée 58 fois.

(1) En 1789.
(2) Bulletin de thérapeutique, 1834, l. c.
(3) Berlin, 1837.
(4) L. c., 1839.
(5) Archives générales de médecine, 1843.
(6) L. c., 1843.
(7) L. c., 1844.
(8) 1848, l. c., p. 29, 38, 51 et 55.

Chez Tʜ., l'hépatisation a occupé les lobes inférieurs des poumons, ce qui confirme la remarque de M. Taupin.

Sur 36 pneumonies, coïncidant avec la gangrène de la bouche, M. Taupin a vu l'hépatisation 17 fois du côté de la gangrène. Notre malade a offert une pneumonie double ; mais d'abord elle a occupé le poumon droit ou du côté où a débuté l'affection de la bouche ; puis elle a gagné le poumon gauche, alors que les gencives de ce côté étaient gangrénées, que les lèvres et les paupières (ce qu'on a observé à Tilsitt, pendant une épidémie) se gangrénaient, ce qui a confirmé cette sentence de Linnée : *Noma est ulcus quod non affectam tantùm partem, sed et vicinas exedit et absumit.*

Huit fois sur vingt, suivant MM. Rilliet et Barthez, l'inflammation pulmonaire semble être la conséquence de cette affection.

Dans notre fait, cette pneumonie spéciale s'est montrée alors que la gangrène, faisant des ravages, infectait l'économie. Pour nous, cette double pneumonie, résultat de l'empoisonnement général et de l'empoisonnement des poumons par l'air méphitique respiré, a suivi la marche de la pneumonie hypostatique, si bien tracée par M. Piorry.

Le traitement, auquel nous avons soumis notre malade, a échoué complétement, malgré son énergie et sa rigoureuse application.

Il a été hygiénique et thérapeutique.

Nous avons ordonné d'aérer la chambre, jour et nuit ; nous avons fait mettre du chlorure de chaux dans l'appartement, et, chaque jour, nous avons fait donner, au patient, du linge propre et soumis à une fumigation chlorurée.

La nourriture a consisté en viandes noires et blanches,
en potages, en œufs, en légumes frais de la saison et
accommodés au jus de viande. Nous avons conseillé du
bon vin vieux, du café noir, auquel on ajoutait quelques gouttes d'eau-de-vie. Avant de boire et de manger,
le patient nettoyait sa bouche. Il avait l'ordre de ne
point avaler de salive. Plusieurs fois dans les 24 heures
on lui lavait le visage et les mains avec de l'eau chlorurée ou du vinaigre chaud.

Le traitement thérapeutique général a consisté en
tisanes amères ou acidulées, édulcorées avec un sirop
amer et tonique ; en potions contenant ou du perchlorure de fer ou de l'extrait de quinquina ; en vin soit de
gentiane soit de quinquina, pris avant chaque repas ;
en frictions excitantes et toniques sur tout le corps.
Les sinapismes n'ont été appliqués que pour combattre
la pneumonie.

Le traitement local a aussi été d'une grande énergie,
et il devait être tel puisque Richter soutient qu'il est le
seul efficace ; et, cependant, il a été inutile.

Le chlorate de potasse, *intùs et extrà*, vanté par
Hunt, Guersent, Blache et J. Tourdes ; l'acide hydrochlorique conseillé par Van-Swiéten, Meza, Berthe,
Richter, Boyer, Isnard, Jadelot, Baron, Taupin ; le
chlorure de soude, recommandé par Rey, par Friederichs (de Torgau), Bouneau, Guersent, Blache, Taupin, Bouchut (1), ont échoué aussi bien que la teinture
alcoolique d'iode, conseillée par Rothamel et la solution
de perchlorure de fer préconisée, dans ces derniers
temps, contre l'angine diphthéritique, par Aubrun (2),

---

(1) Manuel pratique des maladies des nouveaux-nés, Paris, 1845, p. 156.
(2) Journal de médecine et de chirurgie de Bruxelles, t. XXXIII, p. 280.

Gigot, Jodin, les professeurs Natalis Guillot (1), Courty (2) et par beaucoup d'autres ; recommandée encore contre le purpura hémorrhagica, par MM. Pravaz, Burin-Dubuisson, Pize (de Montélimard), etc.

Quant aux remèdes dits antiscorbutiques, tels que le sirop de ce nom, celui d'écorces d'oranges amères, le citron, le raifort, la chicorée amère et le cresson, ils n'ont été administrés que comme des toniques auxiliaires du traitement général et du local.

Il résulte de ce travail que, de même qu'il y a des gangrènes générales, dont la cause première est ignorée et dont le traitement connu est impuissant ; de même il existe une affection gangréneuse spéciale de la bouche, autre que le noma, dont la cause première nous échappe et dont le traitement curatif est à trouver.

(1) Journal des connaissances médicales, 1853, n° 3.
(2) Recherches sur les conditions météorologiques du développement du croup et de la diphthérite ; Montpellier, 1859.

www.ingramcontent.com/pod-product-compliance
Ingram Content Group UK Ltd.
Pitfield, Milton Keynes, MK11 3LW, UK
UKHW021630130726
13696UKWH00005B/2095